2

Régime de café vert: L'Ultime Brûleur de Graisse

Le Traitement pour l'Obésité, le Diabète de Type 2 et l'Hypertension

Dieter Mann

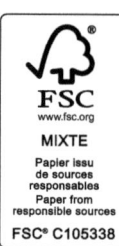

© 2018, Dieter Mann

Tous droits réservés

Edition : BoD - Books on Demand

12/14 rond-point des Champs Elysées

75008 Paris

Imprimé par BoD – Books on Demand, Norderstedt

ISBN : 978-2-3221-4870-7

Dépôt légal : 09-2018

Introduction

En achetant ce livre, vous accepter entièrement cette clause de non-responsabilité.

Aucun conseil

Le livre contient des informations. Les informations ne sont pas des conseils et ne devraient pas être traités comme tels.

Si vous pensez que vous souffrez de n'importe quel problème médicaux vous devriez demander un avis médical. Vous ne devriez jamais tarder à demander un avis médical, ne pas tenir compte d'avis médicaux, ou arrêter un traitement médical à cause des informations de ce livre.

Pas de représentations ou de garanties

Dans la mesure maximale permise par la loi applicable et sous réserve de l'article ci-dessous, nous avons enlevé toutes représentations, entreprises et garanties en relation avec ce livre.

Sans préjudice de la généralité du paragraphe précédent, nous ne nous engageons pas et nous ne garantissons pas :

• Que l'information du livre est correcte, précise, complète ou non-trompeuse ;

• Que l'utilisation des conseils du livre mènera à un résultat quelconque.

Limitations et exclusions de responsabilité

Les limitations et exclusions de responsabilité exposés dans cette section et autre part dans cette clause de non-responsabilité : sont soumis à l'article 6 ci-dessous ; et de gouverner tous les passifs découlant de cette clause ou en relation avec le livre, notamment des responsabilités découlant du contrat, en responsabilités civiles (y compris la négligence) et en cas de violation d'une obligation légale.

Nous ne serons pas responsables envers vous de toute perte découlant d'un événement ou d'événements hors de notre contrôle raisonnable.

Nous ne serons pas responsable envers vous de toutes pertes d'argent, y compris, sans limitation de perte ou de dommages de profits, de revenus, d'utilisation, de production, d'économies prévues, d'affaires, de contrats, d'opportunités commerciales ou de bonne volonté.

Nous ne serons responsables d'aucune perte ou de corruption de données, de base de données ou de logiciel.

Nous ne serons responsables d'aucune perte spéciale, indirecte ou conséquente ou de dommages.

Exceptions

Rien dans cette clause de non-responsabilité doit : limiter ou exclure notre responsabilité pour la mort ou des blessures résultant de la négligence ; limiter ou exclure notre responsabilité pour fraude ou représentations frauduleuses ; limiter l'un de nos passifs d'une façon qui ne soit pas autorisée par la loi applicable ; ou d'exclure l'un de nos passifs, qui ne peuvent être exclus en vertu du droit applicable.

Dissociabilité

Si une section de cette cause de non-responsabilité est déclarée comme étant illégal ou inacceptable par un tribunal ou autre autorité compétente, les autres sections de cette clause demeureront en vigueur.

Si tout contenu illégal et / ou inapplicable serait licite ou exécutoire si une partie d'entre elles seraient supprimées, cette partie sera réputée à être supprimée et le reste de la section restera en vigueur.

Préface 9

Le contenu de Café Vert 11

Les faits sur le contenu de Café Vert en font une lecture intéressante 12

C'est quoi le grain de café vert? 14

Alors, qu'est-ce qui rend les grains de café verts efficaces? 19

Extraits de café vert 21

Le Battage Médiatique Derrière l'Extrait de Grain de Café Pur 24

Autres Avantages de l'Extrait de Grain de Café Vert Pur 26

Les Véritables Exigences Recommandées Pour l'Extrait de Grain de Café Vert 27

Désintoxication de Café Vert 30

Équilibre la Glycémie 32

Une des meilleures façons de prévenir le vieillissement prématuré 33

L'extrait de grain de café vert est fantastique pour l'énergie 34

Régime de Perte de Poids de Café Vert 36

Les résultats 38

Pour en savoir plus 40

Propriétés Antioxydantes 42

Qu'est-ce Qui Rend Ces Pilules de Régime Spéciales? 43

Pourquoi l'extrait de grain de café vert est-il meilleur que le café ordinaire? 45

Quels Sont les Effets Secondaires Potentiels Du Grain de Café Vert? 46

Riche en Caféine 47

Éviter les Effets Secondaires 49

Précautions Spéciales et Avertissements 50

Pour Qui Est-ce Que l'Extrait de Café Vert Est Non Sûr ? 52

Préface

Dans de nombreuses régions du monde, la journée commence par une « bonne tasse !! » Le thé et le café sont deux boissons les plus consommées au monde et pour de nombreuses populations, un bon départ pour la journée est assuré par un bon thé ou une délicieuse tasse de café.

Le terme "Café Vert" a soudainement glissé dans le vocabulaire de l'alimentation du monde ces dernières années. Bien que le café en tant que boisson ait été consommé par les populations pendant plusieurs siècles, tout se passe comme si quelqu'un avait soudainement redécouvert la partie «café vert» du café ordinaire.

Le grain de café vert est le nom utilisé pour les grains de café immatures ou non torréfiés de couleur vert pâle par rapport aux grains mûrs de couleur brunâtre ou rougeâtre avec parfois une teinte jaune. Ces grains de café immatures sont généralement traités pour éliminer le «mucilage» et la pulpe externe; une couche cireuse de surface extérieure reste intacte.

Le «mucilage» est une glycoprotéine et un exopolysaccharide, une substance gluante et épaisse produite par presque toutes les plantes et quelques micro-organismes. Il joue un rôle important dans la germination des semences en stockant des aliments et l'eau.

Le grain de café sec, contenant à la fois des composés volatils et non volatils, pèse généralement entre 300 et 330 mg par grain.

Au milieu du nouveau millénaire, la Caféine Verte a commencé à être présentée comme un supplément nutritionnel et de santé suprême. La teneur en acide cholorogène du café vert a fait l'objet de nombreux essais cliniques. Il est de plus en plus utilisé dans les suppléments diététiques et diététiques pour ses propriétés lipolytiques.

Le contenu de Café Vert

Le café vert contient des composés volatils, non volatils, des alcaloïdes, des acides aminés, des glucides, des lipides et des protéines. La caféine est l'alcaloïde le plus commun présent dans le café vert et le café torréfié et n'est pas affectée par les changements de maturation des grains de café du vert au brun. D'autres, comme le libertin, la méthylliberine, la paraxanthine, la théobromine et la théophylline, se trouvent dans des pourcentages inférieurs; la concentration de théophylline, un alcaloïde que l'on trouve également dans le thé vert, est considérablement réduite lors de la torréfaction des grains de café, tandis que d'autres restent inchangés.

Les faits sur le contenu de Café Vert en font une lecture intéressante

- Les protéines représentent environ 12% de la composition des grains de café vert; une majorité d'entre eux se dégradent en acides aminés libres pendant le processus de maturation. La dégradation est causée par des acides organiques comme l'acide chlorogénique. Les enzymes telles que la catalase, l'oxydase et le polyphénol constituent les autres protéines qui sont également nécessaires au processus de maturation du café vert.

- Les glucides représentent près de 50% du poids sec de la fève mais n'apportent aucune contribution significative à la saveur

- La teneur totale en lipides peut aller de 11,7 g à 14 g pour 100 grammes de café séché. Parmi les lipides les plus importants du café vert figurent les amides, l'acide arachidique, les diterpènes, les esters, l'acide linoléique, l'acide oléique, l'acide palmitique, l'acide stéarique, les triglycérides et les acides gras insaturés à chaîne longue.

- L'acide chlorogénique trouvé dans la caféine verte fait partie d'un groupe appelé acides phénoliques, un groupe antioxydant. Plus de 70% de cet élément précieux est perdu lors de la torréfaction; il ne reste plus que 30 mg par gramme dans le grain grillé.

- Les composés volatils comprennent des molécules contenant de l'azote qui provoquent une odeur désagréable et un goût dans les grains de café vert. Ces composés provoquent parfois aussi des nausées et des vomissements par inhalation de l'odeur. Bien que les grains de café verts conservent plus d'antioxydants et de vitamines, ils ne peuvent pas être utilisés seuls pour la préparation de boissons; La torréfaction permet aux molécules de libérer un arôme frais et agréable, plus propice à la consommation. Cependant, une grande partie des vitamines et des antioxydants sont perdus lors de la torréfaction.

C'est quoi le grain de café vert?

Le «grain de café vert», également connu sous le nom de «grains de café verts Arabica», provient de l'arabica. Il y a deux espèces principales de grains de café; Arabica et Robusta.

Arabica est connu pour avoir plus de cafés de spécialité, tandis que le Robusta est plus connu pour ses concentrations plus élevées de caféine.

Étonnamment pour la quantité de buveurs de café quotidiens, les grains de café vert sont pour la plupart négligés. Cela peut être dû à de nombreuses raisons, telles que le manque d'informations à ce sujet.

La première chose à savoir sur le grain de café vert est la façon dont il est fabriqué. Le processus commence en laissant les grains non torréfiés, différents de la torréfaction typique des grains pour faire du café.

Au lieu de cela, les grains verts sont trempés, ce qui conduit ensuite à extraire le concentré qu'il produit. Ce concentré appelé extrait de grain de café vert conserve les avantages essentiels du grain de café vert et est ce qui suscite un nouvel intérêt pour le produit.

Ce que les buveurs de café du monde entier savent ou devraient savoir, c'est que la façon dont le café est préparé a un effet dramatique sur son goût et ne diffère pas pour le café vert. Les cafés naturels ont tendance à avoir des profils de corps et de saveur plus lourds, puis à laver les grains de café.

En 2012, une étude publiée par Diabète, syndrome métabolique et obésité, a révélé qu'en moyenne, les utilisateurs de tests avaient perdu 18 livres en seulement 12 semaines en prenant des grains de café vert comme complément.

L'extrait de café vert a gagné du terrain et de la recherche en raison de son impact sur la perte de poids. D'après ce que nous savons jusqu'à présent, laisser la torréfaction des graines de café augmente un élément nutritif essentiel appelé acide chlorogénique.

Avant d'entrer dans l'acide chlorogénique, il est bon de comprendre la différence entre le café et les grains de café vert.

Tous les grains de café sont à l'origine des haricots verts qui sont retirés du fruit d'un arbre. La torréfaction des grains développe les caractéristiques que nous connaissons, telles que les différentes nuances de fèves brunes et foncées, selon vos préférences.

Les grains sont laissés au soleil pour sécher, puis sont pilés et rompus pour obtenir la graine de café seule. Ce processus peut être fait de différentes manières, mais la majorité des entreprises ont incorporé des machines pour gérer le processus.

Une fois que les graines ont été séparées des fruits, elles subissent quelques processus en fonction du fabricant. Les fèves passent par un processus lavé ou humide qui donne aux grains de café des notes plus élevées et une saveur plus riche.

Les grains de café sont ensuite triés et ensachés en fonction du niveau de qualité.

La torréfaction des grains de café dans le café régulier augmente les niveaux d'antioxydants et les niveaux de caféine tout en minimisant les avantages de l'acide chlorogénique. Les avantages de l'acide chlorogénique sont mis en évidence et connus pour le grain de café vert.

Bien que le grain de café vert contienne de la caféine, aucun effet indésirable n'a été signalé.

Le procédé de fabrication du grain de café vert commence par tremper les grains de café et ensuite extraire l'acide chlorogénique. La perte de poids des grains de café vert pur a été un avantage supplémentaire des premières recherches sur l'acide chlorogénique.

La raison principale pour laquelle le grain de café vert a connu une explosion de popularité tient à ses avantages en termes de perte de poids. Les premiers essais contrôlés randomisés ont montré une perte de poids significative dans les groupes qui utilisaient le grain de café vert comme supplément.

Alors, qu'est-ce qui rend les grains de café verts efficaces ?

Il est bien connu que l'acide chlorogénique est le principal composant de cette perte de poids.

Parlons en détail de l'**acide chlorogénique**.

L'acide chlorogénique se trouve principalement dans le café et les composés à base de plantes. Non seulement il montre des niveaux significatifs de perte de poids, mais il a également été démontré que cela aidait également les processus cognitifs.

Ce qui le rend efficace dans la perte de poids, c'est l'effet supposé de la diminution de l'absorption des glucides alimentaires.

L'**acide chlorogénique** provenant de grains de café vert a également montré pour réduire les niveaux de sucre dans le sang tout en ayant un effet antidiabétique.

Des études ont également montré que l'acide chlorogénique a amélioré les taux de cholestérol et de triglycérides, ce qui favorise la santé du cœur. Le café vert peut en grande partie constituer un aspect sain du régime alimentaire de quiconque.

Extraits de café vert

Bien que la recherche soit précoce, la majorité des données suggèrent que peu importe la perte de poids, la santé cardiaque ou le comportement cognitif, un grain de café vert pur peut être un avantage supplémentaire.

Ajoutez-en à votre café!

Comme indiqué ci-dessus, ce qui rend l'extrait de café vert vital est le trempage au lieu de rôtir les grains de café. Des analyses bien documentées des extraits de grains de café vert peuvent être trouvées sur une poignée de sites, tandis que la majorité invalide les allégations de vente de leurs produits.

Les niveaux d'activité peuvent être différents et doivent être pris en compte avec les niveaux d'ingestion d'extrait de grains de café vert pour voir les résultats.

L'avantage supplémentaire de l'extrait de grain de café vert est son taux d'acide chlorogénique que l'on ne peut trouver qu'en trempant les graines.

Le grain de café vert a également montré qu'il diminuait les niveaux de glucose, tout en maintenant un équilibre entre d'autres attributs qui ne font l'objet que de recherches plus approfondies.

Cet effet sur le glucose est également lié à ses effets positifs sur le métabolisme.

Cette découverte sur l'effet des acides chlorogéniques sur le métabolisme pourrait être la raison de la perte de poids supplémentaire constatée dans la recherche, mais surtout, de ses effets sur la gestion du diabète.

En ce qui concerne l'effet des grains de café vert sur la santé cardiaque, nous pouvons examiner ce que fait l'extrait pour le corps.

D'après les premières recherches, l'acide chlorogénique affecte positivement les vaisseaux sanguins et les veines, ce qui est crucial pour la santé cardiaque.

L'acide chlorogénique fonctionne également comme un antioxydant puissant, qui se forme pour diminuer l'absorption des glucides, des graisses et diminuer les niveaux de sucre dans le sang.

En ce qui concerne le thé vert par rapport au café, les salaires sont plus sains, mais avec les grains de café verts, les avantages sont plus importants que les deux, mais les deux sont excellents.

Le café de haricots verts s'est révélé être un produit qui se maintiendra sur le marché et pour de bonnes raisons.

Le Battage Médiatique Derrière l'Extrait de Grain de Café Pur

En raison de l'attention que les spécialistes de l'alimentation et les entraîneurs de fitness ont apportée aux suppléments d'extrait de grains de café vert, beaucoup de gens se sont demandés si cela pouvait être la solution à la plupart de leurs problèmes de santé. Tout d'abord, vous devez savoir que les suppléments naturels ne prétendent en aucun cas être le remède à diverses maladies. Cependant, vous ne pouvez pas ignorer le fait que les gens dans les temps anciens ont rarement souffert de maladies qui peuvent être trouvées chez de nombreuses personnes ces jours-ci et la raison doit être parce qu'ils traitent leurs maladies avec des remèdes naturels ces jours-ci.

Sans tenir compte du fait que le café peut créer une dépendance en raison de sa teneur en caféine, il peut encore apporter de nombreux avantages pour la santé en raison de ses propriétés antioxydantes. Cependant, le processus de torréfaction décompose la plupart des composés bénéfiques qui peuvent être trouvés dans les fèves et augmente sa teneur en caféine. Pour cette raison, la meilleure façon de profiter des avantages du café est de consommer en petites quantités les extraits de café vert pur.

De nombreuses sociétés pharmaceutiques ont compris que c'est pourquoi elles ont essayé d'obtenir les extraits de café vert dans leur forme la plus pure et de les transformer en compléments sous forme de pilules ou de gélules. C'est ce que vous pouvez acheter sur le marché aujourd'hui à un prix minime comparé à tous les avantages qu'il peut apporter. Ces suppléments peuvent être trouvés dans vos magasins de santé locaux et en ligne.

Autres Avantages de l'Extrait de Grain de Café Vert Pur

Outre ses propriétés de perte de poids, les extraits de grains de café verts peuvent également contribuer à améliorer l'état de santé des personnes souffrant d'autres maladies. Les personnes souffrant de diabète, par exemple, constateront un changement significatif de leur taux de glycémie, car la quantité de glucose libérée dans leur sang sera réduite. Comme le métabolisme du corps est augmenté, le risque d'accumulation de graisses sera minimisé, éliminant ainsi le risque d'obésité.

Un taux de cholestérol élevé contribue directement à l'augmentation de la pression artérielle et des maladies cardiovasculaires, mais comme la plupart des calories que vous ingérez seront transformées en énergie, les suppléments d'extrait de grains de café vert peuvent aider à prévenir ou à améliorer votre état. Cependant, on ne saurait trop insister sur l'importance d'un exercice adéquat, car il faut brûler tous ces excès d'énergie pour qu'ils ne se transforment pas en graisse.

Enfin, l'extrait de grain de café vert peut aider à lutter contre les signes de vieillissement prématuré en raison des concentrations élevées d'antioxydants transformés en radicaux libres. Les radicaux libres sont responsables du renouvellement de la peau et facilitent la décomposition correcte des vitamines et minéraux essentiels. Lorsque les vitamines et minéraux essentiels ne sont pas correctement décomposés dans le corps, ils ne sont pas absorbés et peuvent causer plus de tort que de bien. Avec la bonne quantité d'antioxydants dans le corps, ces risques sont éliminés.

Les Véritables Exigences Recommandées Pour l'Extrait de Grain de Café Vert

Le supplément de grains de café vert doit être composé à 50% d'acide chlorogénique, sans additifs ni agents de conservation, ce qui en fait un grain de café vert pur à 100%.

Les études montrent une dose recommandée de 800 mg par jour au moins 30 minutes. avant tout repas avec beaucoup d'eau.. Je prendrais une capsule de 400 mg deux fois par jour (une fois le matin et une fois le soir). Tout comme le café ordinaire, l'extrait de grain de café vert contient de la caféine, mais il s'agit d'une petite quantité et moi-même et la plupart des gens à qui j'en ai parlé, ils ne remarquent aucun effet lorsqu'ils le prennent.

Une étude a été utilisée sur des sujets de test pour voir s'ils perdaient vraiment du poids ou s'ils étaient dans leur tête avant de voir si les allégations étaient vraies. Ils ont effectué un test où certains sujets ont reçu une pilule de sucre et ils ont consigné leur alimentation pour voir si les gens changeaient leurs habitudes alimentaires quotidiennes. Ceux qui ont pris le haricot et n'ont rien changé d'autre ont en fait perdu du poids. Donc, bien que nous ne puissions prendre que le grain de café vert, il est sage de changer notre régime alimentaire et de boire beaucoup d'eau, ainsi que de faire de l'exercice pour avoir un effet accru sur notre corps et notre santé.

Désintoxication de Café Vert

Les heures supplémentaires après avoir mangé tous les différents types d'aliments, il y a une accumulation de substances nocives qui obstruent les parois du côlon. L'une des meilleures choses à propos des grains de café vert est qu'ils aident à nettoyer votre système à l'envers. En prenant simplement les suppléments régulièrement, le corps sera plus efficace pour éliminer les déchets toxiques.

Les recherches ont été concluantes sur les effets positifs sur le métabolisme et le côlon, ce qui montre pourquoi le grain de café vert est un excellent moyen de désintoxication. Non seulement c'est un excellent moyen de désintoxication, mais cela ajoute également un moyen quotidien de renforcer l'immunité et de nous purifier.

Lorsque l'acide chlorogénique interagit avec vos intestins, le grain de café vert agit comme un nettoyant naturel. En raison des propriétés antioxydantes de ces grains, le système se régulera et éliminera les toxines de manière fluide.

Un inconvénient que nous avons trouvé dans nos études était que pour certains utilisateurs, le mélange peut vous donner des symptômes de diarrhée, il est donc préférable de le tester vous-même.

Équilibre la Glycémie

Le problème du diabète est devenu une menace universelle. C'est à cause des mauvaises habitudes alimentaires et de la vie de la plupart des gens. L'extrait de grain de café vert contient des enzymes essentielles qui aident à contrôler le taux de sucre dans le sang. Les enzymes aideront à contrôler le niveau de sucre en accélérant le travail du pancréas et des glandes d'insuline. En faisant cela, cela aidera à réduire le niveau de sucre dans le corps.

Il a été démontré que le principal antioxydant de l'extrait de café vert, l'acide chlorogénique, inhibe profondément la libération de l'enzyme G6P, qui stabilise de manière significative la glycémie. Dans une étude clinique, une dose de 400 mg d'extrait de grains de café vert a montré une réduction de 32% du pic de glycémie après les repas. Cela se traduit par une personne qui aurait un taux de sucre sanguin extrêmement dangereux de 160 mg / dl_ jusqu'à un niveau de sécurité après le repas de 109 mg / dL

Une des meilleures façons de prévenir le vieillissement prématuré

L'équilibre glycémique est une mesure absolument critique du vieillissement en bonne santé dans le corps. Trop de sucre et de céréales dans l'alimentation entraîneront des déséquilibres de la glycémie. Le corps traverse alors des spirales d'hyperglycémie et d'hypoglycémie. Ces déséquilibres de sucre dans le sang provoquent une inflammation dans le corps qui endommage les systèmes de contrôle hormonal, les organes et la fonction immunitaire.

La surcharge en glucose est une autre cause majeure de déséquilibre de la glycémie. Cela se produit lorsque le glucose est libéré dans le sang par les tissus musculaires et hépatiques, même si la glycémie est déjà élevée. Le signe commun de ceci est la glycémie à jeun élevée.

La nuit, la personne présente une activité enzymatique élevée de glucose-6-phosphatase (G6P) qui provoque une libération élevée de sucre dans le sang des muscles et du foie. Le corps consomme essentiellement ces tissus.

Les dernières preuves montrent que les taux de glycémie à jeun sains se situent entre 65 et 85 mg / DL. Pendant ce temps, les gammes après le repas (2 heures après) ne devraient jamais dépasser 120 mg / dL. Lorsque les niveaux sont plus élevés, cela indique clairement que les cellules et les tissus du corps sont endommagés par le stress oxydatif.

L'extrait de grain de café vert est fantastique pour l'énergie

La glycémie labile permet une meilleure énergie, une clarté mentale, une fonction hormonale, des capacités de désintoxication et une perte de poids. L'extrait de grains de café vert cru, ainsi que d'autres superaliments tels que le cacao et la cannelle, donnent tous d'excellents résultats pour stabiliser la glycémie et améliorer les fonctions corporelles. La combinaison de ces trois éléments est également synergique pour créer des effets encore plus importants dans le corps.

En raison des effets diurétiques de la caféine, dans le café, il est nécessaire de consommer de l'eau supplémentaire. L'eau devrait idéalement provenir d'une source naturelle ou avoir subi un processus de filtration en profondeur pour éliminer les toxines environnementales.

Régime de Perte de Poids de Café Vert

Le grain de café vert en tant que substance a été annoncé comme une percée absolue dans le monde des produits diététiques. Des millions de personnes ont déjà adopté le produit comme quelque chose qu'elles peuvent ajouter à leur régime d'exercice quotidien, et il a déjà été démontré que cela avait un impact. Les gens regardent l'extrait de grain de café vert pour perdre du poids, et ils l'exigent beaucoup, avec le produit qui sort des rayons à travers le monde entier. Cependant, tout le monde ne comprend pas ce que c'est et comment cela fonctionne. Dans cet article, nous examinerons les détails entourant ce produit et nous verrons à quel point le phénomène des grains de café vert peut apporter une valeur ajoutée à la vie des gens.

Les grains de café verts sont des grains non torréfiés. Cela signifie qu'ils ne sont pas prêts à être utilisés pour la conversion en café. Dans cet état propre et vierge, ils contiennent quelque chose d'assez spécial, que les scientifiques déclarent responsable pour la perte de poids. En tant que grains de café vert, ils contiennent quelque chose appelé acide chlorogénique, qui joue un rôle important dans la façon dont le corps traite les aliments une fois qu'ils ont été introduits dans la bouche et dans le système digestif. L'acide chlorogénique ralentit en fait la libération de glucose dans le corps humain. C'est ce processus qui aide à favoriser la perte de poids. Selon les scientifiques et les chercheurs, la raison pour laquelle les grains de café vert sont si efficaces est que la torréfaction d'un grain de café force l'acide chlorogénique à sortir du grain, éliminant ainsi le risque de ralentissement de la glycémie.

De toute évidence, les grains de café vert doivent être plus appétissants pour les humains. Ils ne peuvent pas simplement être consommés sous leur forme brute. Les fournisseurs convertissent donc les grains de café verts en une capsule pouvant être ingérée par le consommateur dans le cadre de leur régime alimentaire.

Le phénomène des grains de café vert n'est pas que le battage médiatique. Apparemment ça marche vraiment. La raison pour laquelle l'industrie est si enthousiasmée par ce sujet est centrée sur une étude réalisée avec des grains de café verts et une perte de poids. L'étude a été publiée dans la revue médicale influente Diabetes, Metabolic Syndrome and Obesity, et a confirmé que le grain de café vert favorise effectivement la perte de poids. Dans cette étude très influente, huit hommes et huit femmes ont été testés avec la substance en vue de déterminer si cela les avait réellement aidés à perdre du poids. Il y avait aussi un effet placebo, et l'étude pouvait donc être vérifiée.

Les résultats

Chaque participant a reçu une dose élevée puis une faible dose de l'extrait, afin de vérifier la validité du produit. Tout cela a été entrepris sur une longue période, de sorte que le régime alimentaire et le mode de vie de la personne pourraient également être pris en compte. L'extrait a été donné à ce groupe sur trois expériences distinctes de six semaines. Au cours de ces expériences, les chercheurs ont réalisé qu'ils possédaient un extrait qui s'avérait certainement un peu efficace pour réduire le poids des participants.

Au cours de l'expérience, un résultat fascinant s'est dégagé, les chercheurs ayant découvert qu'en moyenne, les participants avaient perdu plus de 17 livres. Ceci est évidemment significatif à bien des égards, mais à tout le moins, cela montre que l'extrait peut promouvoir activement une perte de poids significative. Et cela signifie également que vous pouvez utiliser le grain de café pour perdre du poids dans le cadre d'un régime et d'un plan de vie qui, globalement, vous aident à modifier votre poids. En d'autres termes, il s'agit d'une partie positive et efficace de votre plan de perte de poids global, parallèlement à d'autres éléments tels que l'exercice et un régime alimentaire correct.

Pour en savoir plus

Si l'on creuse plus profondément dans l'étude, certains faits encore plus fascinants apparaissent. Pour en revenir à la perte de poids total, cela signifie que les participants ont perdu jusqu'à 10 % de leur poids total. Cette perte de poids est impressionnante en si peu de temps et pose des questions claires sur une perte de poids supplémentaire avec une utilisation continue du produit. Ajoutez à cela un autre fait étonnant, à savoir que les participants ont constaté une diminution réelle de la graisse corporelle totale de 16%. Ce type de résultat est très rare pour presque tous les produits dans le secteur de la perte de poids, et il faut donc en tenir compte lors du choix d'un plan de perte de poids.

Nous avons examiné le produit dans la chair et l'avons testé nous-mêmes. Nous avons constaté qu'après une semaine et en suivant attentivement les instructions, nous avons constaté une perte de poids importante avec le grain de café vert. Nous avons passé quelques semaines à suivre le régime exactement comme nous l'avaient indiqué les instructions relatives à l'extrait. Que s'est-il donc passé ?

Nous avons constaté qu'après sept jours, la perte de poids moyenne était de trois livres. C'est une quantité incroyable de perte de poids pendant un si court laps de temps. Nous n'avons rien changé à notre alimentation et nous avons suivi notre mode de vie habituel. Le résultat nous a montré que le grain de café vert est responsable de la perte de poids.

Propriétés Antioxydantes

Les antioxydants sont des nutriments chimiques très utiles. Les propriétés antioxydantes sont des facteurs qui aident à maintenir à distance les radicaux libres nocifs. Les radicaux libres sont les principaux responsables des maladies dégénératives telles que la maladie d'Alzheimer et la démence. Prendre une dose régulière d'extrait de grain de café vert est quelque chose qui fournit à votre corps de bonnes quantités d'antioxydants qui aideront à éviter de telles maladies terribles.

Qu'est-ce Qui Rend Ces Pilules de Régime Spéciales?

Si vous avez entendu quelques histoires de Perte de Poids de Café Vert de vos amis ou sur Internet, alors vous vous demandez probablement ce qui rend l'Extrait de Grain de café Vert si Populaire. Selon certaines sources médiatiques, ce régime remplacera chaque poudre, pilule ou herbe que vous utilisez actuellement. Les effets magiques du café sont toujours d'actualité, mais au lieu de gérer la nervosité après coup, le Régime de Café Vert ne vous laissera pas de mauvaise humeur. Le Café Vert est le même produit que le café ordinaire, mais non torréfié. Lorsque les grains verts sont rôtis, ils décomposent la quantité d'acide chlorogénique qu'ils contiennent, vous laissant avec un faible pourcentage de cet acide bénéfique. Une étude a été réalisée à San Diego, où 16 hommes et femmes ayant des difficultés à perdre du poids ont essayé ce régime et les résultats ont été incroyables. Tous les participants qui ont utilisé ce supplément entièrement naturel ont perdu environ 17 livres en 22 semaines.

Pourquoi l'extrait de grain de café vert est-il meilleur que le café ordinaire?

Le processus de fabrication de cet extrait est complètement différent de la fabrication de café régulier. Du café régulier peut être composé de différents grains de café provenant de toutes les régions du monde et de qualité différente. L'extrait de Café Vert de Perte de Poids est composé de grains 100% Arabica et au lieu de les rôtir, ils sont trempés. Lorsque vous faites rôtir les grains, de nombreux ingrédients sont éliminés ou leur quantité est réduite au minimum. Avec le processus de trempage, les fabricants de cet extrait retirent la caféine et les autres ingrédients et les assèchent pour créer l'essence spéciale des grains de café vert. Lorsque vous essayez ce supplément, vous verrez que cet extrait n'a pas le goût du café ordinaire, mais le coup de pied magique qui vous recharge après une tasse de café sera toujours là.

Quels Sont les Effets Secondaires Potentiels Du Grain de Café Vert?

La plupart des effets secondaires associés à l'extrait de café vert sont communs à la consommation excessive de café et à la même source - la caféine. Si boire une tasse de café le matin, voire deux tout au long de la journée, en fonction de la taille de la tasse et de la concentration peut constituer un avantage important pour la santé et l'énergie de certaines personnes, il peut être très dangereux pour les autres des maladies cardiaques, des problèmes de circulation sanguine, du glaucome, de l'ostéoporose, de l'anxiété, etc. Le café n'est pas recommandé aux femmes enceintes ou aux mères qui allaitent, car cela peut nuire à l'enfant.

La consommation d'une grande quantité de café peut également causer des maux de tête, de l'anxiété, de l'agitation, des bourdonnements dans les oreilles et des battements cardiaques irréguliers. Outre les effets secondaires de la caféine, certains composés volatils présents dans le café vert sont également responsables d'odeurs nauséabondes et d'autres malaises abdominaux. Dans des circonstances normales, ces effets secondaires sont éliminés par torréfaction, ce qui explique pourquoi le café traité ne présente aucun problème abdominal.

Riche en Caféine

Dans le même ordre d'idées, cet extrait est riche en caféine, donc contre-indiqué pour tout le monde dans l'une des situations ci-dessus. Le problème ne réside pas dans le régime de café vert, mais avec les utilisateurs qui ne lisent pas et ne suivent pas les recommandations du fabricant.

L'extrait de Café Vert contient très peu de caféine, beaucoup moins que ce qui est présent dans le café ordinaire. Par conséquent, le plus probable, les effets secondaires présentés viendraient de la caféine. Certains des effets secondaires courants liés à la caféine peuvent inclure:

Insomnie, nervosité et agitation, maux d'estomac, nausées et vomissements et augmentation du rythme cardiaque et respiratoire.

Il y a, en effet, des gens qui ne savent pas qu'ils souffrent de ces problèmes avant de commencer à prendre le supplément et que leur tension artérielle est folle, qu'ils finissent par avoir des nausées, de la diarrhée, de l'agitation, etc.

Cependant, la plupart des fabricants recommandent à leurs clients de demander l'avis de leur médecin avant de prendre des suppléments, pour perdre du poids ou pour toute autre raison.

S'il y a des soupçons, il existe des tests rapides et faciles qui peuvent apporter les clarifications nécessaires et, avec eux, la tranquillité d'esprit.

Éviter les Effets Secondaires

Ensuite, il existe une autre mesure simple pour éviter les effets secondaires. Il est recommandé de prendre ce complément en capsules de 800 mg, deux fois par jour. Il n'y a pas de mal à ne prendre qu'une capsule, le matin, et à sauter le café normal, juste pour être sûr.

Si aucun effet secondaire n'apparaît, les deux capsules peuvent être prises à partir du lendemain, et même le café du matin peut être ramené à la table. Si quelque chose ne va pas, les utilisateurs peuvent toujours demander un remboursement, sans poser de questions, de sorte qu'il n'y a pratiquement aucun risque.

Précautions Spéciales et Avertissements

Grossesse et allaitement: Au cours de cette période, la sécurité du café vert n'a pas été garantie et il y a moins d'informations à ce sujet. Par conséquent, il est préférable d'éviter son utilisation.

Troubles anxieux: les petites quantités de caféine présentes dans ces suppléments peuvent aggraver la situation.

Troubles hémorragiques: certaines inquiétudes ont été exprimées quant à la possibilité que la caféine contenue dans ces suppléments aggrave votre trouble hémorragique.

Ostéoporose (amincissement des os): la caféine provenant de ces suppléments et d'autres sources peut augmenter la quantité de calcium évacuée dans les urines. Cela pourrait affaiblir les os.

Syndrome du côlon irritable (SCI): lorsque la caféine est consommée en grande quantité, elle peut aggraver la diarrhée et même aggraver les symptômes du SCI.

Pour Qui Est-ce Que l'Extrait de Café Vert Est Non Sûr ?

Vous pouvez être allergique aux grains de café ou à la caféine. C'est extrêmement rare, mais c'est possible. Les personnes allergiques au café peuvent présenter des symptômes tels que de l'urticaire et des difficultés respiratoires. Si vous ne pouvez pas non plus boire de soda ou de thé, vous êtes allergique à la caféine. Si vous ne pouvez pas boire de café décaféiné, vous êtes allergique au café lui-même. De toute façon, évidemment, vous ne pouvez pas prendre de suppléments de café vert.

Les femmes enceintes ou qui allaitent ne doivent pas prendre d'extrait de café vert pur. Les fabricants de suppléments de café vert les plus réputés ont un avertissement à cet effet sur leurs sites Web et sur leurs produits. Ce n'est pas parce que les suppléments de café vert se sont avérés dangereux pour les femmes dans ces conditions. C'est une précaution raisonnable car il n'y a pas eu suffisamment de données probantes provenant d'études impliquant ces types de femmes, pour écarter cette possibilité.

En fait, tout type de médicament ou de supplément de santé peut être dangereux pour les femmes enceintes ou allaitantes. Tout nouveau médicament ou supplément (ou même un aliment ajouté au régime alimentaire) doit d'abord être discuté avec le médecin avant qu'une femme dans cet état ne les consomme.

Les enfants doivent également s'abstenir de consommer des suppléments de café vert. Les enfants ont besoin de beaucoup d'énergie, mais la caféine, même la petite quantité contenue dans les portions de café vert, peut ne pas leur être bénéfique. Certains parents permettent à leurs enfants de boire de grandes quantités de boissons gazeuses (qui contiennent de la caféine), mais presque tous les professionnels de la santé affirment qu'il s'agit d'une option extrêmement malsaine. En fait, boire beaucoup de soude est l'une des principales causes de l'obésité.

Les personnes qui prennent des médicaments contre des maladies graves telles que les maladies cardiaques ou le diabète devraient également éviter les capsules de café vert. Encore une fois, ce conseil s'applique à tous les types de suppléments ou de médicaments. Vous devez d'abord en discuter avec votre médecin si vous souhaitez prendre des capsules de café vert pendant que vous prenez des médicaments. Votre médecin doit explicitement vous donner le feu vert avant de continuer.